健康な歯・口で
スポーツと人生を
楽しもう！

安井 利一 著

医歯薬出版株式会社

目次

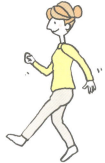

1 歯や口は食べるためだけのもの？ ―― 4

- 歯や口について知っていますか？ ―― 4
- 速いも遅いもかみあわせ ―― 8
- 頭と腰を据える ―― 10
- 動かないスポーツも歯が大事 ―― 12
- トップアスリートも歯に注目しています ―― 14
- 現在の日本では？ ―― 16

2 スポーツにはマウスガードを ―― 18

- いきなりクイズです ―― 18
- マウスガードって何？ ―― 20
- どの歯のケガが多いのでしょうか ―― 22
- 歯のケガの種類 ―― 24
- もし歯をケガしたら ―― 26
- マウスガードは歯科医院に相談しましょう ―― 28
- 趣味のスポーツにもかみあわせ ―― 30

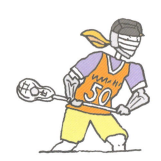

はじめに

　国民の健康づくりには「栄養・運動・休養」が基本的に重要であると言われて久しいところです．この3要素を動作にしてみますと，「食べる，体を動かす，睡眠や休養をとる」ということになります．

　歯科は，国民からは「食べる」ことに関係する保健・医療の領域であると考えられてきました．「食べる」ことは現在の超高齢社会において健康寿命の延伸のためにも，とても大切なことです．オーラルフレイルはフレイルの前兆と言われるようになりました．

　一方で，「食べる」「休む・寝る」は人間の本能として毎日遂行される動作ですが，「体を動かす」ことには努力が必要です．運動・スポーツには，学校の体育，生涯スポーツ，そして勝負に挑戦する競技スポーツがあります．どうしたら運動しやすい，スポーツしやすい体をつくりあげることができるのでしょう．スポーツは「心・技・体」のバランスが大切と言われてきました．実は，歯科は，このスポーツの3要素にもかかわりがあるのです．

　1987年のオリンピック強化指定選手制度での健康診断のなかに，内科，整形外科に加えて歯科が入りました．その頃から，運動・スポーツにおける歯科の重要性が認識されてきたと思います．オリンピックも1964年から2020年の東京大会と56年の歳月が流れていますが，スポーツ歯科医学もおおむね30年の歴史を重ねて研究がなされてきました．この歴史のなかで，スポーツ歯科医学には大きく3領域があります．

1）スポーツによる国民の長寿健康づくりを支援すること，すなわち「かみあわせの確立」そのものが，スポーツをしやすくする身体をつくりあげています．8020運動の20本という歯の数は「食べる機能」によるものですが，運動・スポーツがよりしやすくなるという身体機能の向上も推察されます．

2）顔，顎，歯や口のスポーツ外傷を予防すること，すなわち日本スポーツ振興センターの障害見舞金の資料では，歯牙障害が中学生や高校生で多いことが知られています．スポーツ選手が外傷を受けるとパフォーマンスが低下するばかりでなく，その影響は継続します．カスタムタイプのマウスガードによる外傷予防効果は示されています．さらに，マウスガードを介した強いかみあわせによって頭頸部周囲筋群の筋力が向上すれば，脳震盪の予防効果もありうるとの研究も出てきました．

3）スポーツパフォーマンスについては，身体機能を維持する食事と咀嚼機能の維持は言うまでもありません．また，重心動揺と咬合維持とバランス，かみしめと筋力，かみしめと関節固定などとの関連は，スポーツのパフォーマンスに影響を及ぼすと推察されるところです．

　この本では，これからの国民の生涯スポーツや競技スポーツを支援する歯科の力を知っていただきたいと考えています．作成にご尽力いただいた医歯薬出版株式会社に感謝します．

令和元年5月1日

安井 利一

1 歯や口は食べるためだけのもの？

● 歯や口について知っていますか？

皆さんは，8020をご存知でしょうか．「はちまるにいまる」と読みます．これは，80歳になって，20本以上の歯をたもつことをいいます．

もともと，ヒトの永久歯は28本（親知らずを入れれば32本）あります．このうち，むし歯や歯周病，外傷などで8本ぐらいは失ってしまうものの，20本をたもつ状態です．昔は80歳で20本以上の歯をもっている方は，非常に少なかったのですが，最近は増えてきています．

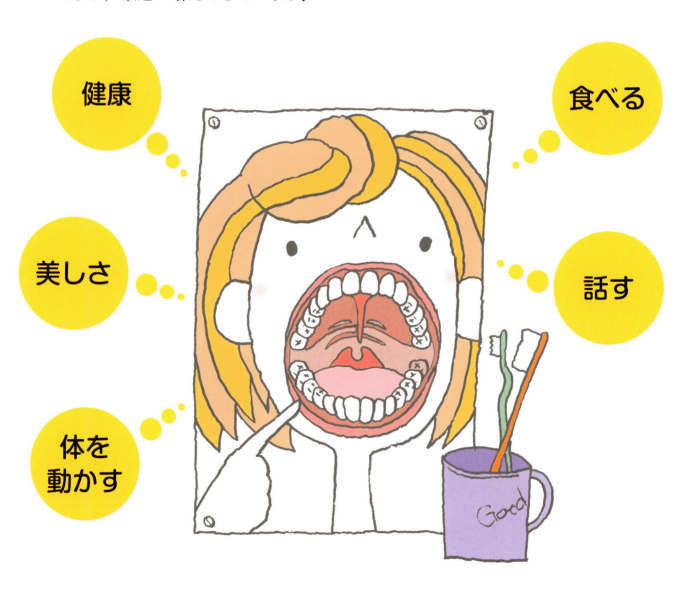

> コラム

歯や口からの健康は，国でも注目しています

　左のページで説明した8020運動は，国民運動として1989年（平成元年）にスタートし，30年が経過しました．2016年の国の調査では，実に80歳の51.2%の国民が「8020」を達成しているということです．

① 歯の数が十分あれば，歯を多く失った人より，生存率が1.1〜2.7倍高まります．日本人の平均寿命の延びに，歯・口の健康が改善してきたことが要因の一つになっていることは否定できません．
② 65歳以上を対象とした調査で，歯の数が19本以下の高齢者は，20本以上自分の歯を保有している高齢者と比べて，要介護状態になる危険性が1.2倍と報告されています．
③ 成人を対象とした調査で，歯周病が進んでいる人は，肥満，高血圧，脂質異常等のメタボリックシンドロームの発症が，1.6倍高まることが知られています．
④ 認知症の予防にもよく噛むことが大切です．
⑤ 誤嚥性肺炎の予防には口腔のケアが必要です．
⑥ 8020達成者は健康状態が「良好」と回答した人が多く，また，日常の生活活動においても全員が「近所なら一人で外出できる」「自由に外出できる」と回答した報告もあります（7ページ参照）．
⑦ 8020達成者は「非常に健康」「健康」と回答した人で80%に達した報告もあります．

　　　　　（8020推進財団 https://www.8020zaidan.or.jp/info/booklet.html を一部参照）

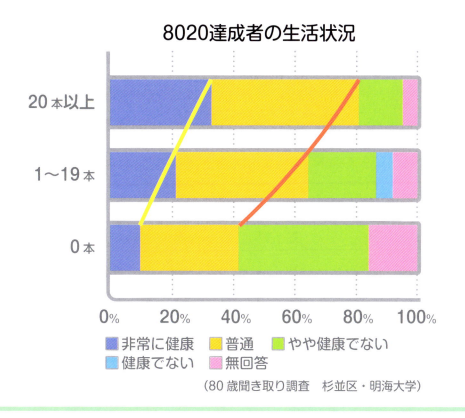

（80歳聞き取り調査　杉並区・明海大学）

それでは，なぜ20本の歯が必要なのでしょうか．もちろん，歯は食べ物を細かくするためのものですから，健康に生活するための栄養をとる食事に必要です．美味しくいただければ，それだけ健康で長生きできるわけです．

　でも，それだけでしょうか？

　ここに衝撃的なデータをお見せします．

　80歳の方に聞き取り調査をしたところ，自由に外出できると答えた方の割合が，20本以上の歯をもった方と1本ももっていない方とでは，大きく差が出ているのです．

　つまり，歯の役割は食べるだけではないということになります．

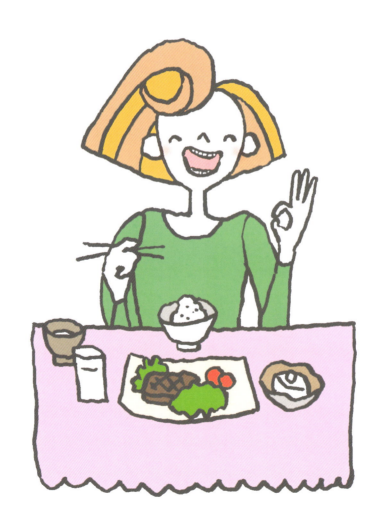

1 歯や口は食べるためだけのもの？

8020だと自由に外出できる

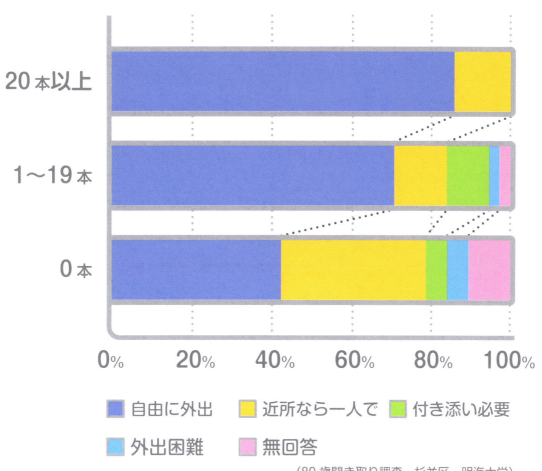

（80歳聞き取り調査　杉並区・明海大学）

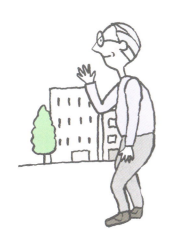
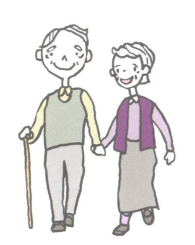
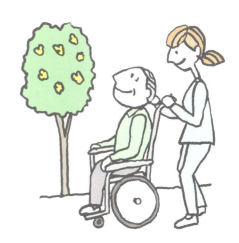

● 速いも遅いもかみあわせ

　歯を多くもっている方のほうが，自由に外出できるというデータをお見せしました．

　なぜ，このようなことになるのでしょうか？　その答えも，少しずつわかってきています．キーワードは「歯の数とかみあわせの状態」です．

　それがどんな力を発揮するのかみてみましょう．「歯の数×かみあわせの力」を「低い」「普通」「高い」に分けて，さまざまな日常動作にかかる時間を表したものです．ここからわかるのは，「普通」の人と「低い」人では，起き上がったり歩いたりするのにかかる時間が違うということです．「低い」人ほど動作に時間がかかることがわかります．つまり，素早く動くには，ある程度のかみしめる力が必要ということになります．

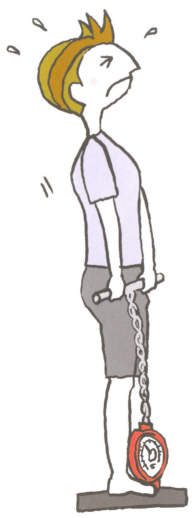

1 歯や口は食べるためだけのもの？

体を動かす時間を比べてみよう

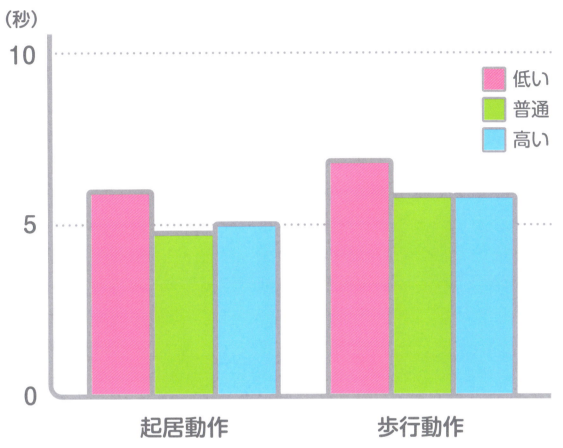

（松本ほか，1998年）

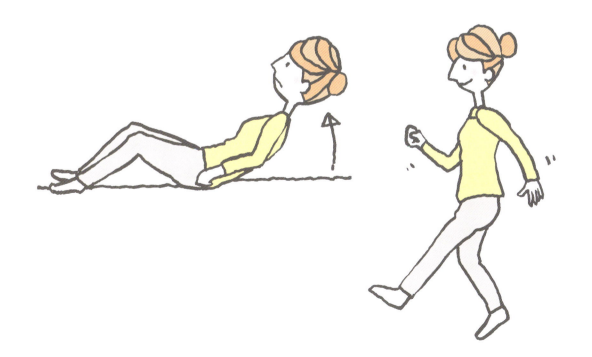

●頭と腰を据える

　ヒトは直立できる数少ない動物です．しかしながら，頭という重いものを支える必要があるので，この直立姿勢は頭の影響を受けます．

　頭を支えるため，頚や肩の筋肉やかみしめるための筋肉（咀嚼筋と呼びます）が重要な役割を果たします．つまり，かみしめは頭を支え，立つのに役立つのです．

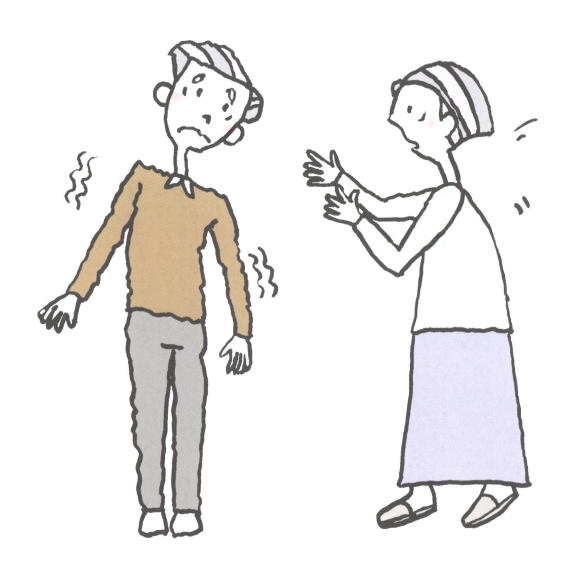

1　歯や口は食べるためだけのもの？

コラム

奥歯の3枚目でかむ

　かつてNHKの相撲実況アナウンサーであった石橋省三氏と対談したときに，「角界では『奥歯の3枚目でかむ』という伝承があるようですが，『奥歯の3枚目』とはどのような意味でしょうね」と聞かれたことがあります．

　歯は1枚，2枚とは数えませんので，「奥歯から3本目」なのか「奥歯の3本」なのかわかりませんが，親知らず（第三大臼歯）を含めて奥から3本目なら第一大臼歯（6歳臼歯）のことで，一番かみあわせの力の強い歯です．奥歯の三本と言うことでしたら第一大臼歯から親知らずまでの3本のことで，総力としてはすごい力です．

　きっと，俵に足がかかったときなど，ここ一番で力を入れるときは「しっかりかみしめろ！」ということなのでしょう．科学的に考えても，筋力の増大や関節の固定効果で「頑張れる」と思います．

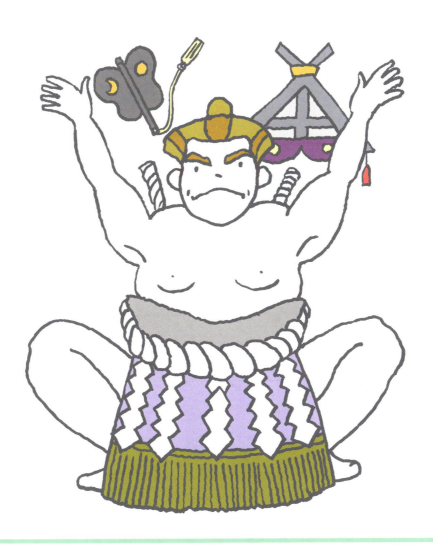

● 動かないスポーツも歯が大事

　また，もう一つのグラフは，体がゆれないために歯が果たす役割を示しています．この場合は，かみあっている歯の面積を合わせたことに注目しています．この面積が大きいということは，それだけ多くの歯が合わさっていることになります．

　面積が広い人は狭い人にくらべて，体の重心が安定します．つまり体がゆれないのです．

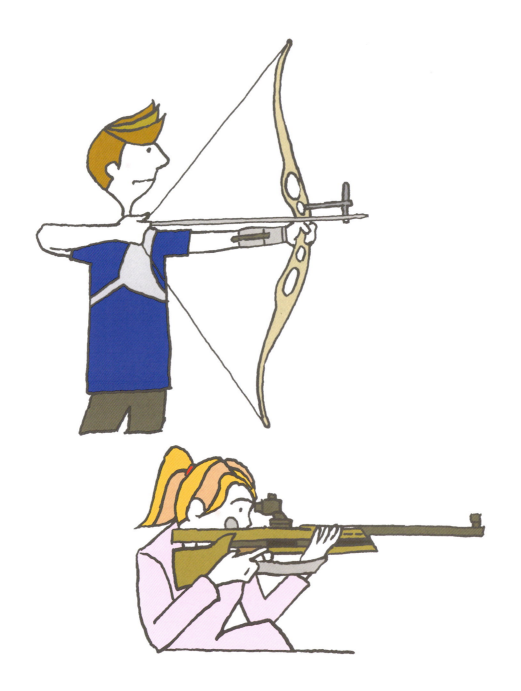

1 歯や口は食べるためだけのもの？

かみあっている歯の面積は体のゆれに関係する

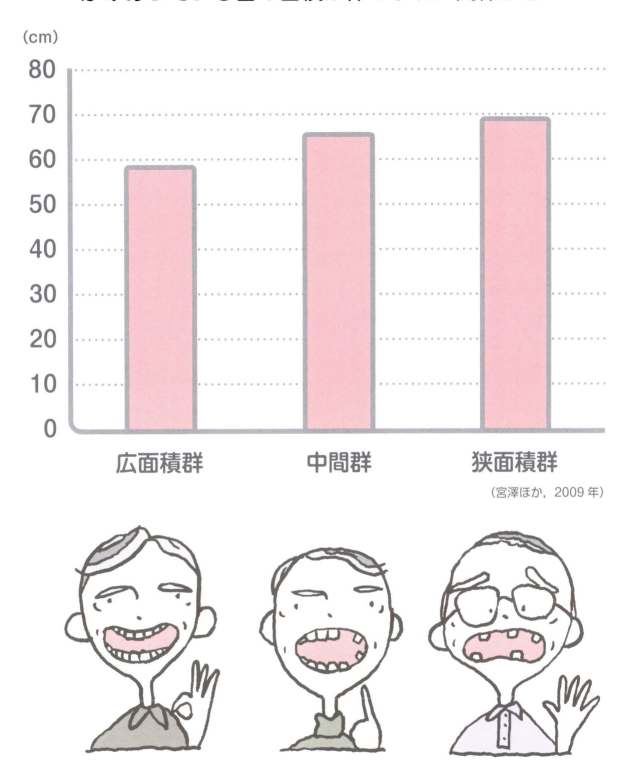

（宮澤ほか，2009年）

● トップアスリートも歯に注目しています

　ここまで，歯と全身の動きについて説明してきました．このような内容は，トップアスリートにも関わってきます．

　1990年，アメリカではすでに選手たちの歯科検診を行い，きちんとしたかみあわせをつくり，マウスガードを作製して装着させていました．歯を守り，かみあわせをしっかりとさせて，高いパフォーマンスを出すようにしたのです．また，きちんとした歯の治療を行うことの重要性も理解していました．

　日本でも，一部のアスリートには歯の大切さが知られていましたが，まだ一般的ではありませんでした．

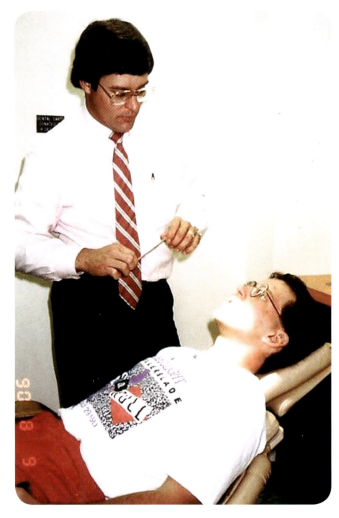

（アメリカ コロラド州 オリンピック・トレーニング・センターにて）

1 歯や口は食べるためだけのもの？

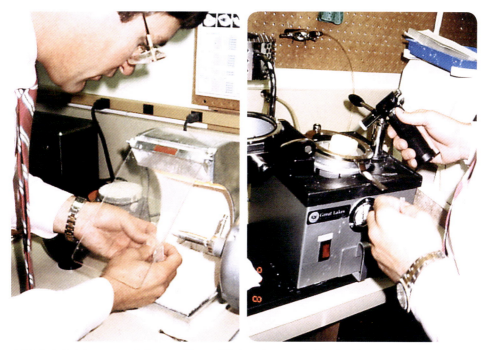

1990年には，アメリカのスポーツ選手はすでに歯科医師がマウスガードを作っていました（アメリカ コロラド州 オリンピック・トレーニング・センターにて）

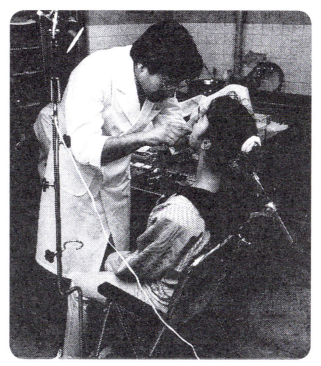

日本でも同じ時期（1987年）にスポーツ選手の歯科検診は行っていましたが，環境などはまだまだでした（日本体育協会 スポーツ診療所）

● 現在の日本では？

　その後，日本でもスポーツ歯学が進み，現在はオリンピック強化指定選手などに対しては国立スポーツ科学センター（JISS）が，きちんとした歯科検診を行っています．必要によりかみあわせを整え，マウスガードによる外傷予防やパフォーマンスの向上を目指しています．

　それでは，次からマウスガードについて見ていきましょう．

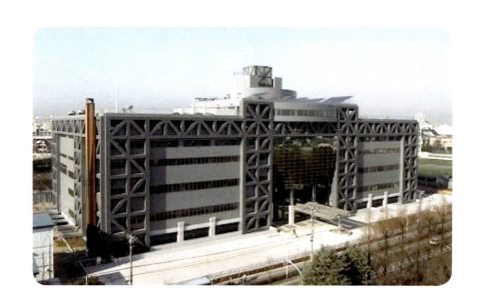

1 歯や口は食べるためだけのもの？

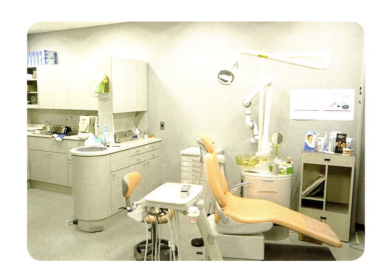

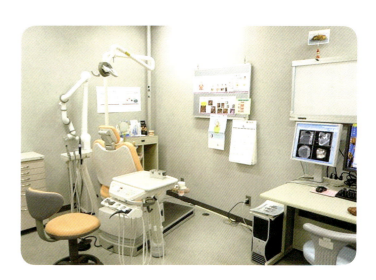

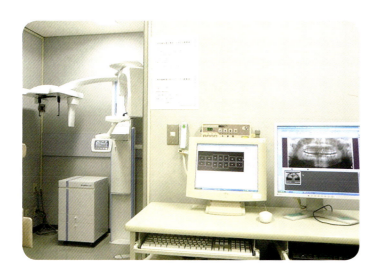

2 スポーツにはマウスガードを

● いきなりクイズです

写真はあるスポーツ選手の口の中です．そのスポーツは何でしょうか？

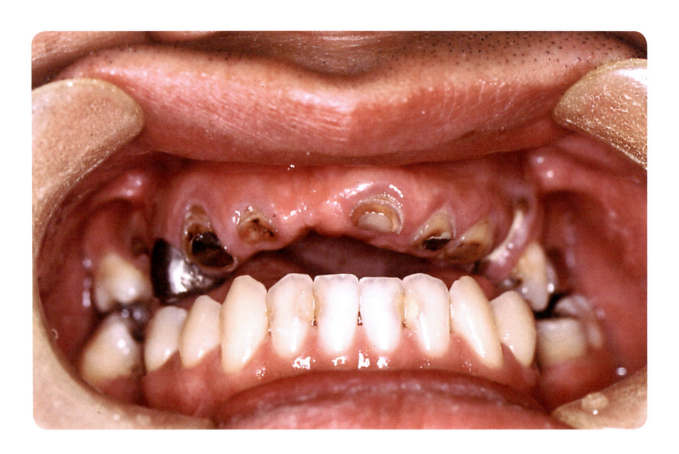

① アイスホッケー
② ボクシング
③ ラグビー
④ 野球
⑤ アメリカンフットボール

正解は①のアイスホッケーです．

「氷上の格闘技」とも言われるスポーツで，選手同士のぶつかり合いも激しいのが特徴です．体には防具をつけていますが，歯や口はどうでしょうか？

きちんと守っていないと，写真のような口の中になってしまうのです．

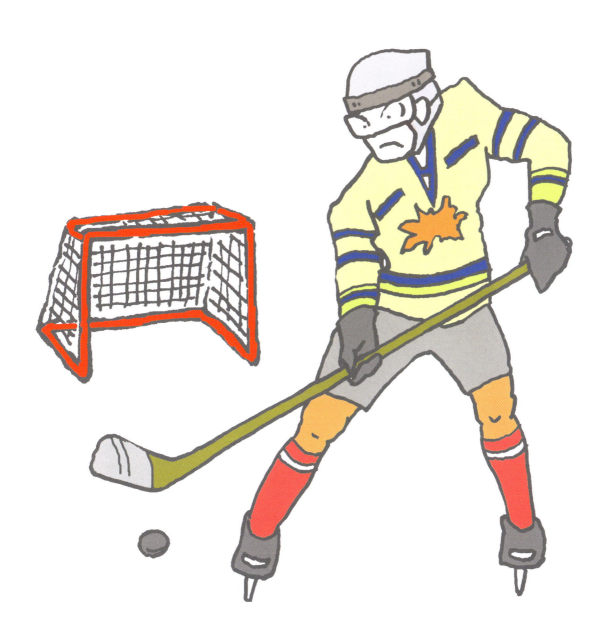

●マウスガードって何？

　皆さんは「マウスガード」をご存知ですか？

　スポーツ選手などがプレー中に口に何かをはめているのに，気づかれた方もいらっしゃるのではないでしょうか．それがマウスガードです．

　以前は目立たない地味なものが多かったのですが，最近はスポーツによってカラフルになってきています．また，スポーツの種類によって，形も違ってきます．

　マウスガードの意義は，大きく分けて二つあります．一つは，しっかりとかみあわせることで，より大きな力を発揮できるようにするためです．もう一つ，さらに重要なのは，歯を守ることです．

　スポーツでは，予期しない強い衝撃を歯に受けることがあります．その際にマウスガードを着けていることで，衝撃をやわらげることができるのです．

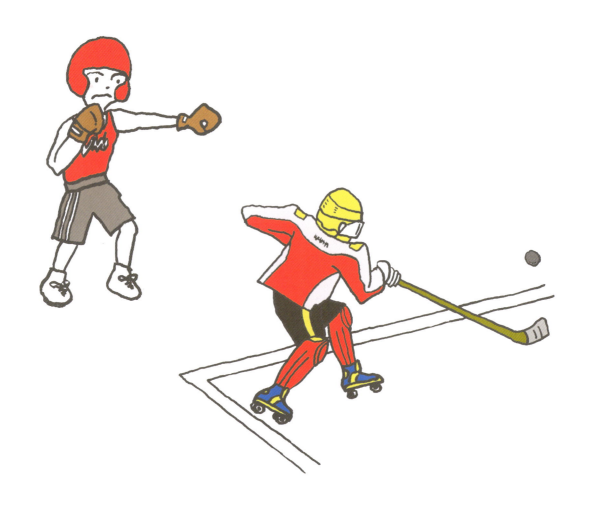

2 スポーツにはマウスガードを

マウスガードについて知っていてほしいこと

① スポーツでは歯や口がケガをする可能性があります

② それにより，歯を失ったり，顎の骨が折れたり，口の中のケガをする可能性があります

③ マウスガードは，それらの危険性を低下させます

④ むし歯予防，歯周病予防と同じように，マウスガードでケガも予防しましょう

⑤ マウスガードを装着すると，違和感からくる嘔吐感や，発音障害が出ることもあります

⑥ 発音障害は，サ行，タ行，ラ行で発生しますが，調整は可能です

⑦ 違和感についても，調整をすれば少なくなります

⑧ 違和感が完全になくなることはありませんが，自分の大切な歯を守るための努力が必要です

⑨ むし歯や歯周病については，マウスガードを作製する前に，すべて治療をすませましょう

⑩ マウスガードを作ったら，定期的に歯科医院でチェックをしてください

⑪ 使用している回数や，年齢により，いろいろなタイミングで作り替える必要が出てきます

（ボクシングでは歴史的にマウスピースと呼んでいます）

● どの歯のケガが多いのでしょうか

　以前は，むし歯が子どもの歯を失う大きな原因であったので，どうやってむし歯にならないか，甘いものに気をつけたり，歯みがきを一生懸命に行ったりしてきました．

　しかしながら，むし歯が減った現在，子どもが歯を失う大きな原因が「外傷」です．つまり，何らかの力によって，歯が抜けたり折れたりすることで，子どもの歯は失われているのです．特に学校でのトラブルに，歯のケガが多いことがデータからもわかっています．

　一度失った永久歯は二度と生えませんので，それからずっと，その歯を失った状態で過ごさないといけません．子どものときに歯を失うことがないよう，心がけましょう．

歯の外傷の経験のあるスポーツランキング

第 1 位	ホッケー		第11位	陸上
2	野球			水泳
3	ラクビー		13	バトミントン
4	ソフトボール			テニス
	体操			
6	バスケットボール			
7	サッカー			
8	バレーボール			
9	柔道			
	ハンドボール			

（日本スポーツ振興センター，中高生運動部 10 万人あたりの発生件数による）

マウスガードが義務化，推奨・許可されているスポーツ

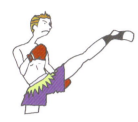
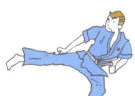
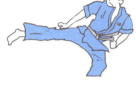
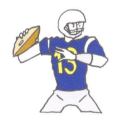

義務化		
競技種目	対象	備考
ボクシング	義務（国内・国際）	国際協会（赤は禁止）
キックボクシング	義務（国内・国際）	
空手（組手）	義務（一部団体・国際）	全日本空手道連盟・国際空手道連盟．透明（全日本）
テコンドー	義務（国内・国際）	透明・白・赤　限定
総合格闘技	義務（国内・国際）	
ラグビーフットボール	義務（国内・国際）	13歳以下，19歳以下は義務． 12歳以下は推奨
アメリカンフットボール	義務（国内・国際）	白，透明，赤，ピンク以外
ラクロス	義務（国内・国際）	白，透明以外
ホッケー	義務（中学・高校全国大会）	（国内・国際）フィールドプレーヤー推奨
インラインホッケー	義務（国際アイスホッケー連盟：18歳以下，ワールドスケート：バイザー装着者）	統一ルールなし
アイスホッケー	義務・推奨（国内・国際）	20歳以下は義務

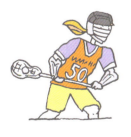

推奨および許可		
競技種目	対象	備考
モーターバイク	推奨（ロードレース，モトクロス，トライアル，モタード）	出血が見やすい色
ラグビーフットボール	許可（国際）	ニュージーランドは義務化
バスケットボール	許可（国内・国際）	透明
高校野球	許可（国内）	透明・白
柔道	許可（国内・国際）	透明・白

（本書執筆時点のものですので，各競技団体に確認するようにしてください）

● 歯のケガの種類

　歯のケガといっても，一部または全体が折れた「破折」，顎の骨から抜ける「脱臼」，顎の骨にめり込む「陥入」など，その形はさまざまです．

　万一，スポーツをしていて強くぶつかったり，もしくは日常生活で転んで歯をぶつけてしまったりした場合は，できるだけ早く歯科医院にご相談ください．たとえ見た目では何ともなくても，外から見えない部分が折れる「破折」であったり，顎の骨の中に埋まってしまう「陥入」であったりする可能性もあります．時間が経って，その歯に何らかの変化が出てしまうかもしれません．

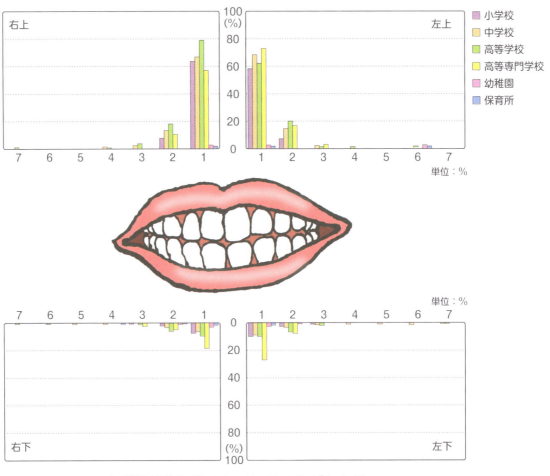

ケガは前歯に集中していることがわかる

（日本スポーツ振興センター）

2　スポーツにはマウスガードを

歯が欠けた（歯冠破折）

不完全破折　　完全破折

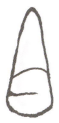
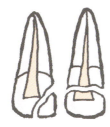

歯の根が折れた（歯根破折）

歯冠側破折　　根尖側破折

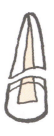
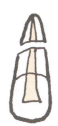

歯が抜けた（脱臼）

不完全脱臼　　完全脱臼

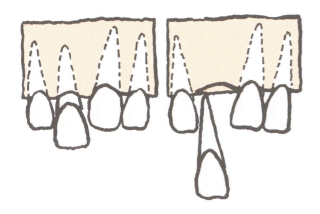

歯が中にもぐった（陥入）

部分陥入　　完全陥入

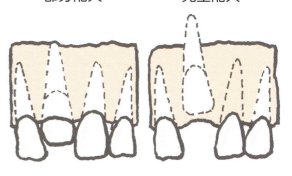

25

● もし歯をケガしたら

　歯が抜けたり，歯の一部が折れたりした場合は，抜けたり折れたりした歯を「歯の保存液」もしくは「牛乳」に入れて，できるだけ早く歯科医院に来てください．くれぐれも乾燥させたり，水道水で洗ったりしないようにしてください．

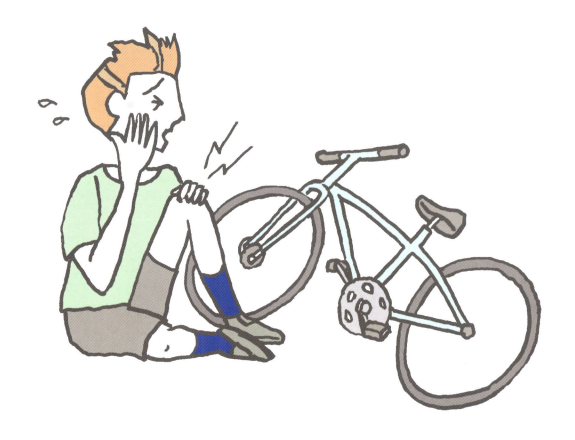

2 スポーツにはマウスガードを

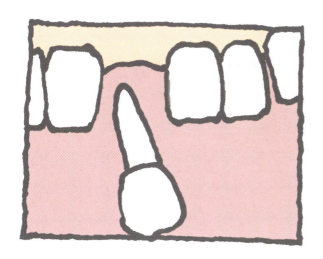

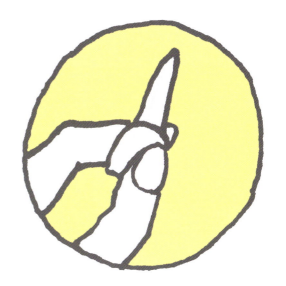

歯の根には触らないように
してください

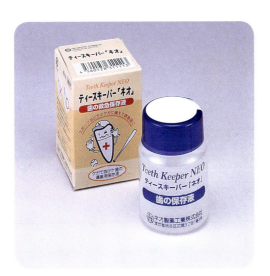

歯の保存液や牛乳の中に入れて，できるだけ早く歯科医院へ！

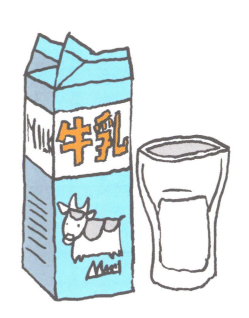

●マウスガードは歯科医院に相談しましょう

　ここまで，歯がケガによって失われることを述べてきましたが，それらを予防することが大切で，そのために有効なのがマウスガードなのです．現在，マウスガードとスポーツは切っても切り離せない関係になってきています．

　マウスガードは，それを着ける方の歯型に合わせて作らないと，歯をきちんと守ることができません．歯の専門家である歯科医院が，その技術を使って作製したマウスガードを使うようにしましょう．

　マウスガードは，医院ごとの得意とする方法や，スポーツの性質によって，違ったものを作製することもあります．写真にあるもの以外にも，さまざまな形や色のものがあります．

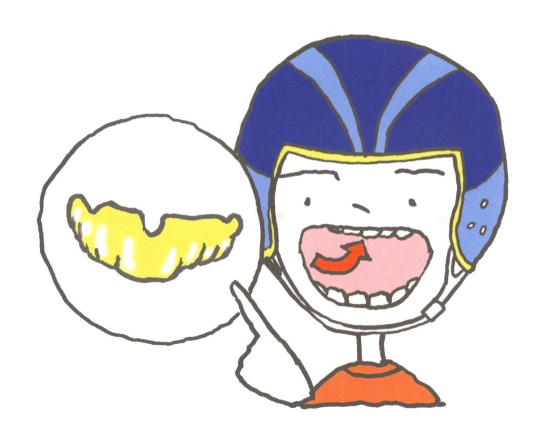

2 スポーツにはマウスガードを

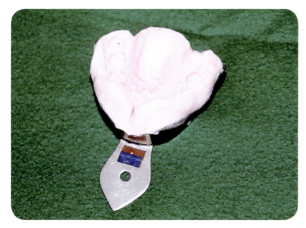
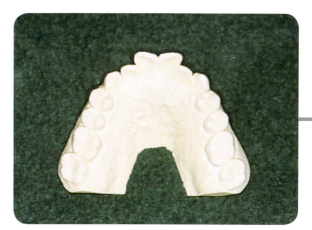

歯型をとります

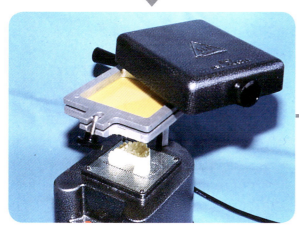

マウスガードの材料を歯型に押しつけ，大まかな形をつくります（他にも方法があります）

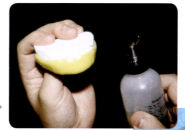
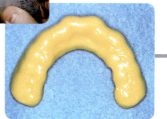

違和感がなくなるように調整し，磨きます

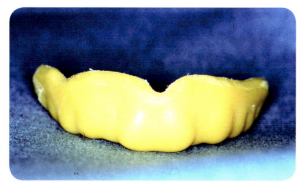
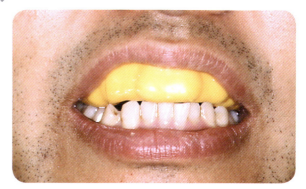

完成したマウスガードによって，すべての歯が均等に接触しています．一般的に上顎に装着します

● 趣味のスポーツにもかみあわせ

　スポーツのためにマウスガードを作るというと，何か特別なことのように思われるかもしれません．

　「私は趣味でスポーツしているだけだから，マウスガードを作るなんて」という方もいらっしゃるかもしれませんが，それは間違いです．また，歯を守ることに年齢はありませんので，何歳になっても必要なものです．

　歯のケガは，たとえ激しいスポーツでなくても，突然起こってしまうトラブルです．趣味で楽しむからこそ，マウスガードを作るようにしましょう．

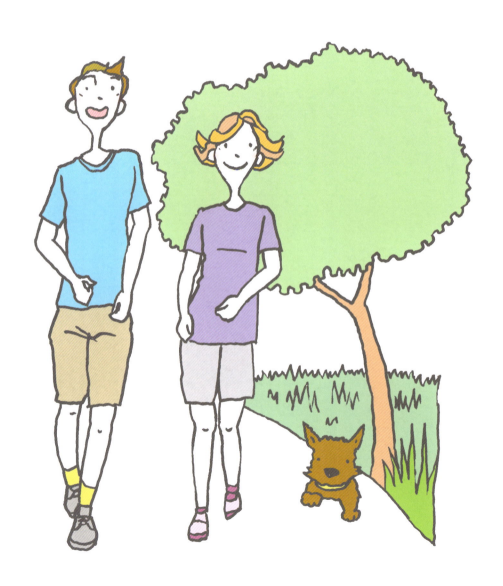

2　スポーツにはマウスガードを

　また，すでに述べましたように，マウスガードはきちんとかみしめるようになるため，スポーツのスキルアップにも役立ちます．趣味のスポーツだからこそ，安全に楽しく，スキルアップも期待できるマウスガードを作りましょう．

　トップアスリートを目指すのではなくても，健康維持やストレス解消のためのスポーツをするために，歯科医院を受診し，力を発揮できるかみあわせを手に入れるとともに，自分の歯型に合ったマウスガードを作製し，歯を守り，パフォーマンスの向上を目指してください．

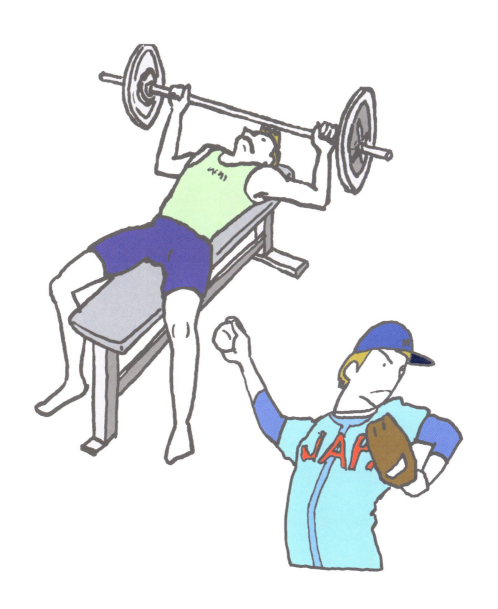

【著者略歴】
安井　利一

1977年　城西歯科大学（現 明海大学歯学部）卒業
1981年　城西歯科大学大学院歯学研究科博士課程修了（歯学博士）
1997年　明海大学歯学部教授
2002年　明海大学歯学部付属明海大学病院 病院長
2003年　明海大学歯学部 歯学部長
2008年　明海大学学長

一般社団法人日本スポーツ歯科医学会 理事長（認定医）
一般社団法人日本臨床スポーツ医学会 常任理事
一般社団法人日本口腔衛生学会 理事
国立スポーツ科学センター 非常勤医師
公益財団法人日本体育協会スポーツデンティスト部会 委員
公益社団法人日本歯科医師会スポーツ歯科委員会 副委員長
日本スポーツ振興センタースポーツ事故防止対策委員会 委員

健康な歯・口でスポーツと人生を楽しもう！

ISBN978-4-263-46150-1

2019年7月5日　第1版第1刷発行

著　者　安　井　利　一
発行者　白　石　泰　夫
発行所　医歯薬出版株式会社

〒113-8612　東京都文京区本駒込1-7-10
TEL. (03)5395-7634（編集）・7630（販売）
FAX. (03)5395-7639（編集）・7633（販売）
http://www.ishiyaku.co.jp/
郵便振替番号　00190-5-13816

乱丁，落丁の際はお取り替えいたします　　印刷・第一印刷所／製本・愛千製本所
© Ishiyaku Publishers, Inc., 2019. Printed in Japan

本書の複製権・翻訳権・翻案権・上映権・譲渡権・貸与権・公衆送信権（送信可能化権を含む）・口述権は，医歯薬出版㈱が保有します．
本書を無断で複製する行為（コピー，スキャン，デジタルデータ化など）は，「私的使用のための複製」などの著作権法上の限られた例外を除き禁じられています．また私的使用に該当する場合であっても，請負業者等の第三者に依頼し上記の行為を行うことは違法となります．

JCOPY ＜出版者著作権管理機構 委託出版物＞
本書をコピーやスキャン等により複製される場合は，そのつど事前に出版者著作権管理機構（電話 03-5244-5088，FAX 03-5244-5089，e-mail：info@jcopy.or.jp）の許諾を得てください．